Dr Paul FOUILHOUX

Les Appareils d'Approximation en Chirurgie Intestinale

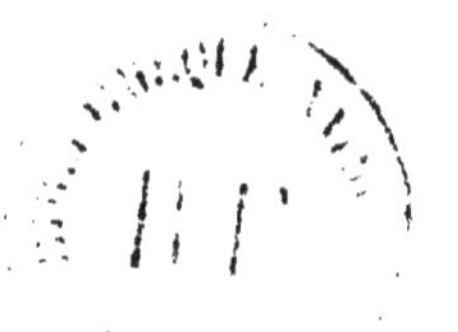

LE NOUVEAU BOUTON ANASTOMOTIQUE DE M. JABOULAY

LYON
A. STORCK & Cie, ÉDITEURS
8, rue de la Méditerranée
1901

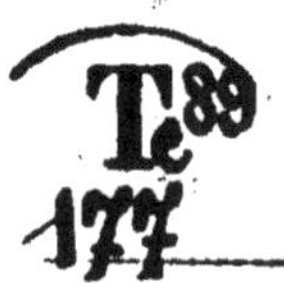

Dr Paul FOUILHOUX

Les Appareils d'Approximation en Chirurgie Intestinale

LE NOUVEAU BOUTON ANASTOMOTIQUE DE M. JABOULAY

LYON
A STORCK & Cie, ÉDITEURS
8, rue de la Méditerranée
1901

A LA MÉMOIRE DE MON GRAND-PÈRE

A MON PÈRE

Le Dr FOUILLOUX

Ex-interne des Hôpitaux de Paris

A MA MÈRE

A MA SŒUR

A MON PRÉSIDENT DE THÈSE

Le Dr GAILLETON

Professeur à la Faculté de médecine de Lyon

Grand Officier de la Légion d'honneur.

INTRODUCTION

Nous n'avons pas l'intention de faire l'histoire des différents procédés connus et publiés d'entérorraphie, qu'on trouvera complète et détaillée dans l'ouvrage de MM. Terrier et Baudoin, *la Suture intestinale*.

Nous ne nous occuperons que de la partie en quelque sorte mécanique de la question et nous bornerons à passer en revue les principaux appareils de support, d'approximation, les boutons anastomotiques, employés dans le but, soit de faciliter la suture proprement dite — quelle que soit du reste celle adoptée — soit de rendre plus parfaite la juxtaposition des diverses couches histologiques et plus intime l'affrontement des deux portions de viscère, soit enfin de réduire au minimum la suture ou même de la supprimer.

L'emploi de ces appareils remonte à une époque déjà lointaine. Vers 1264 Roger de Parme et Roland (école italienne) suturaient sur un plan résistant constitué par une canule de sureau.

A la fin du XIIIe siècle la « suture dite des quatre mètres » par Senn et von Frey se faisait sur une trachée placée au préalable dans l'intestin.

Après un temps de vogue, puis une période de déclin vers 1540 et 1660, ce procédé est repris avec succès en 1744 pour Duverger (de Maubeuge) dans un cas d'intestin gangrené par étranglement dû à une hernie inguinale ; et, avec quelques modifications, en 1768, par Ritch qui se sert d'une carte à jouer roulée ; en 1790, par Watson qui recommande l'emploi d'un cylindre d'ichthyocolle ; en 1820, par Cooper et Philipps qui font des sutures à points séparés sur un cylindre de colle de poisson à la manière de Watson, etc., etc.

En 1826, avec la suture de Lembert et la mise en valeur de l'adossement des séreuses, apparaît le premier modèle de bouton anastomotique, l'appareil de Denans.

Puis, les procédés se simplifient et en 1887 Senn propose une nouvelle méthode d'entéro-anastomose avec ses plaques en os décalcifié.

Mais ce n'est qu'en 1892 avec le bouton de Murphy que se construisent des appareils mécaniques complexes mais agissant en quelque sorte automatiquement et permettant de pratiquer rapidement une entérorraphie.

Enfin dans les *Archives provinciales de chirurgie* du mois d'octobre 1900, M. le professeur agrégé Jaboulay donnait une modification de l'appareil de Murphy « simplifié dans son mode de contention et dans les ouvertures faites à l'intestin et à l'estomac ».

C'est de ce nouveau bouton que nous nous occuperons tout spécialement : nous en donnerons une description détaillée; — nous indiquerons la façon dont on l'applique; — et nous montrerons ses avantages sur les autres boutons anastomotiques. Au texte, nous adjoindrons des planches qui en faciliteront la lecture.

HISTORIQUE

CHAPITRE PREMIER

LES PREMIERS BOUTONS ANASTOMOTIQUES.

Dès que la suture de Jobert et Lembert fut connue (1826), on chercha à rendre facile l'adossement des séreuses, et on imagina, pour ce faire, des appareils métalliques qui furent le point de départ des boutons anastomotiques actuels.

Le premier modèle en fut l'anneau de Denans. Il est composé de trois viroles dont l'une peut s'emboîter dans les deux autres et y rester fixée à l'aide de ressorts. On place chacune des viroles terminales dans les deux bouts de l'intestin, on renverse celui-ci sur leur rebord respectif, qu'on rapproche après avoir introduit la virole interne. Une ligature ingénieuse aide à maintenir le tout en place.

A la même époque Henroz fait connaître un procédé analogue.

Et plus tard (1836) Baudens se sert d'une virole métallique et d'un anneau de caoutchouc, qu'il n'utilisa d'ailleurs que sur des chiens, à titre purement expérimental.

En 1869, Bonnier modifie le procédé de Denans : il supprime la virole intérieure et ajoute, à la base des deux autres, une rondelle de liège armée de petites tiges de fer, qui, après avoir traversé les parois de l'intestin rabattu, s'enfoncent dans le liège de la pièce anastomotique opposée. C'est sur le principe de l'appareil de Bonnier que, plus tard, M. Destot (de Lyon) imagina son bouton anastomotique.

Hohenhausen, en 1883, fait l'invagination de Jobert sur un cylindre de farine de froment évidé. Après quoi, quelques points de suture séro-séreux.

L'année suivante Neuber emploie un cylindre creux en os décalcifié un peu plus large au milieu où se trouvait une entaille circulaire. Après avoir amené jusqu'à cette entaille les deux bouts d'intestin au contact, il plaçait dans la profondeur une première série de sutures, par-dessus une suture en bourse et enfin, superficiellement, une suture de Lembert.

CHAPITRE II

LES PLAQUES DE SENN

Bien que ces appareils aient rendu la suture intestinale plus facile, en même temps plus rapide, les procédés sont encore trop longs et il en résulte soit un choc opératoire intense, soit une infection du péritoine.

Le 5 septembre 1887, au IX° Congrès international de Washington, Senn proposa une nouvelle méthode d'entéro-anastomose et l'emploi, pour le rapprochement des orifices à anastomoser, de plaques en os décalcifié.

Voici la description qu'en donne Terrier :

« Ces lamelles ont un quart de pouce d'épaisseur et trois pouces de long. Dans chacune d'elles, on taille un orifice central et, à la drille, quatre petits orifices latéraux.

« Pour les armer, on prend deux fils de soie aseptiques, enfilés dans deux aiguilles droites ordinaires et dont on lie les extrémités. En écartant au maximum les aiguilles des deux bouts liés, on peut, sur

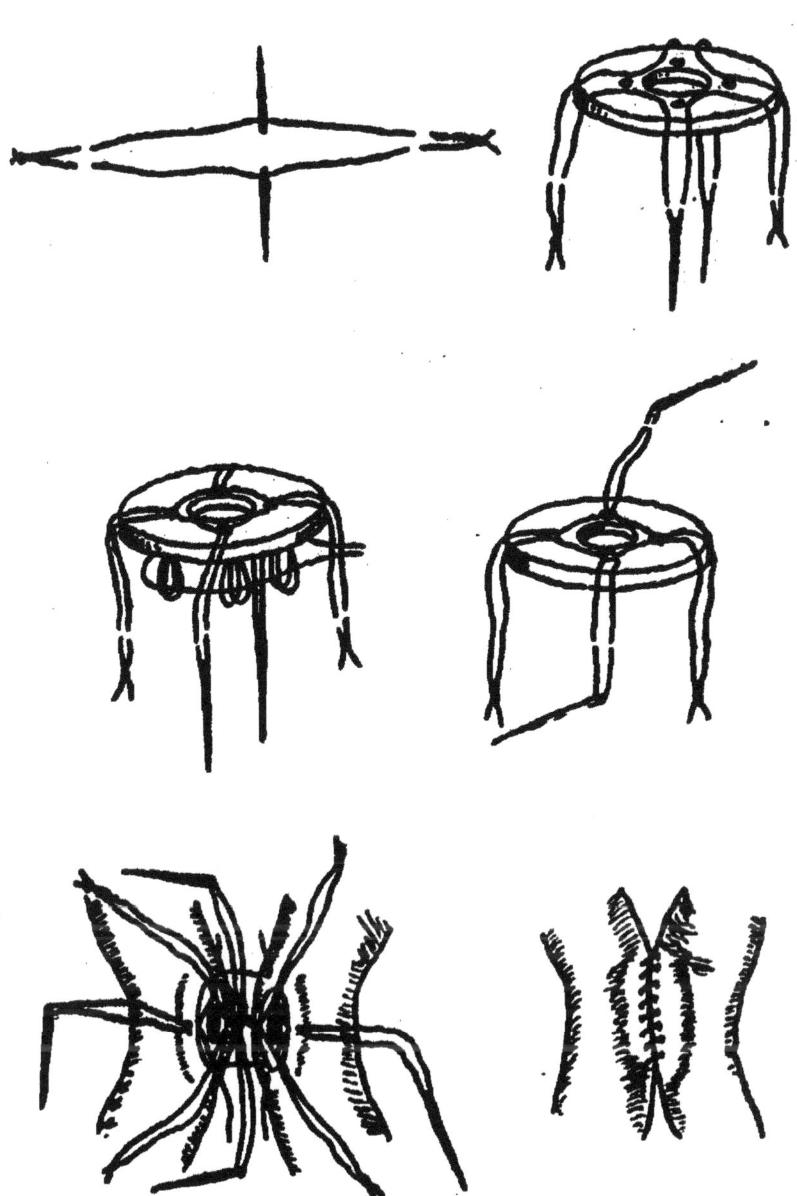

la plaque, faire une étoile quadrangulaire ; on laisse pendre à deux bouts les aiguilles, aux deux autres bouts les nœuds. Les fils sont alors enfoncés, sous forme d'anses, à travers les quatre orifices latéraux de la plaque, de façon à dépasser la paroi postérieure de la lamelle et les anses sont fixées à la plaque par un troisième fil circulaire passant par toutes les anses. On forme ainsi un cercle parallèle à l'orifice central. Les deux bouts pourvus de nœuds constituent les fils des « sutures terminales »; les deux bouts pourvus d'aiguilles, ceux des « sutures de fixation ».

« Pour opérer, on fait sur le côté convexe de l'intestin (celui opposé au mésentère) un orifice anastomotique de 3 à 5 centimètres de long. On introduit de champ la lamelle armée dans la cavité intestinale; puis on la retourne de façon que les bouts des fils regardent la paroi et que les extrémités des lamelles soient à distance égale des bords de la plaie. On fixe les lamelles en passant les fils armés d'aiguilles à travers la paroi du tube digestif, à plusieurs millimètres en dehors des bords de la plaie. On procède de la même façon pour le deuxième bout d'intestin. On procède ensuite à l'union de ces lamelles. Pour cela on lie : 1° les fils de fixation internes ; 2° les fils des sutures terminales; 3° la dernière paire des fils de fixation. Les nœuds sont coupés courts et les deux séreuses sont ainsi appliquées exactement. »

On peut compléter cette approximation par lamelles par une suture de Lembert continue.

La méthode de Senn fut partout vite acceptée par nombre de chirurgiens; elle donna d'excellents résultats car elle est rapide. Pour une entéro-anastomose il ne faut en effet que de dix à quinze minutes; elle n'en demande que vingt à trente pour une gastro-entérostomie, et trente-cinq à soixante pour une résection du pylore avec gastro-entérostomie, au dire de von Baracz. Jessett, qui fit en 1889 un résumé des recherches précédentes, conclut que la méthode de Lembert donnait 86,6 p. 100 de mortalité, tandis que celle de Senn abaissait ce pourcentage à 7,03.

Néanmoins il est incontestable qu'elle nécessite une certaine expérience et on lui a fait quelques objections :

1° Difficulté parfois de rapprocher les lamelles;

2° Glissement facile en dehors des lamelles des bords de la plaie, d'où nécessité de multiplier les sutures séreuses et perte de temps;

3° Gangrène possible des parois, si on serre trop les nœuds;

4° Longueur de la préparation des plaques et de leur armement.

On modifia bientôt la méthode et de nombreuses variétés de plaques anastomotiques furent employées, qui n'étaient du reste que des dérivés de l'appareil de Senn.

Robert Abbe, après avoir employé les plaques de Senn avec succès dans un cas d'obstruction complète du côlon, propose cependant de leur substituer des anneaux de catgut, à cause de la difficulté qu'il eut à préparer les premières et à les appliquer. Mais la confection et la conservation de ces anneaux semblent être aussi délicates.

Rudolphe Matas, Brotraw emploient à leur tour, l'un des anneaux en caoutchouc, l'autre des tubes en caoutchouc segmentés.

Avec Robert Dawbarn apparaissent les plaques d'approximation très facilement résorbables : lamelles de pomme de terre.

Roman von Baracz (de Lemberg) utilise successivement des raves, des pommes, des radis, des carottes, des betteraves, des choux-navets. On opère comme avec les plaques de Senn. Par ce procédé il fit avec un bon résultat une gastro-entérostomie.

Un chirurgien anglais, Littlewood, fit, dès 1887, l'opération proposée par Senn en la modifiant : dans l'ouverture des deux plaques, il place une bobine d'os décalcifié ; de la sorte, les ouvertures desdites plaques restent bien en face, les parois intestinales sont ainsi en contact très uniforme.

Puis en 1890 on voit avec Sachs, Jesset, Robson, réapparaître les boutons et bagues d'approximation qui n'ont rien de bien particulièrement différent de ceux signalés déjà, si ce n'est qu'ils sont tous en substances résorbables.

Ce retour aux boutons nous conduit à l'appareil de Murphy et à ses dérivés.

CHAPITRE III

LE BOUTON DE MURPHY ET SES DÉRIVÉS

Dès 1892 se construisent des appareils plus complexes mais plus facilement et plus rapidement applicables : ce sont les boutons anastomotiques proprement dits dont celui de Murphy est le type.

Il est trop universellement connu pour que nous en donnions une description détaillée ; du reste la figure est assez claire et explicite par elle-même.

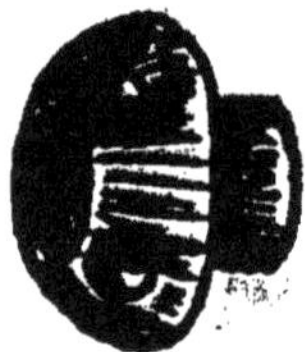

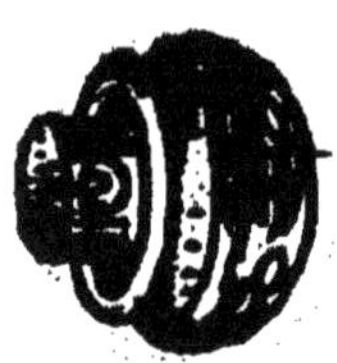

Qu'il nous suffise de dire qu'il se compose de deux pièces ; la pièce mâle et la pièce femelle, pouvant s'engager l'une dans l'autre et restant solidement appliquées l'une contre l'autre grâce à un ressort.

La partie mâle est en outre pourvue d'une bague mobile qui peut se rapprocher de la pièce femelle. Le manuel opératoire relevant de son application est basé sur les principes suivants, d'après Murphy lui-même :

1° Retenir l'apposition automatiquement, c'est-à-dire sans suture ;

2° Produire l'union des tissus par une ligne d'atrophie par pression élastique ;

3° Juxtaposer les bords des mêmes enveloppes ;

4° Faire l'union avec le minimum de cicatrice possible ;

5° Opérer rapidement (dix à quinze minutes).

Qu'il s'agisse d'une anastomose bout à bout (entérorraphie circulaire), d'une anastomose latérale (entéro-anastomose) ou encore d'une gastro-entérostomie, voire même d'une cholécystentérostomie, ce manuel opératoire comporte plusieurs temps :

1° Introduction de chacune des deux moitiés du bouton séparées dans la lumière du viscère ;

2° Accolement des lèvres de ce dernier à la surface du cylindre central par une suture en bourse ;

3° Rapprochement des deux demi-boutons et emboîtement de l'un dans l'autre ;

4° Il est enfin quelquefois nécessaire et prudent de mener un surjet séro-séreux au niveau du pli circulaire d'adossement des deux parois.

Pressées l'une contre l'autre, ces parois se nécrosent ; le bouton devient libre et est entraîné.

Son expulsion a lieu en général de une à trois semaines après son application.

Murphy pratiqua de nombreuses expériences chez les animaux et chez l'homme avec son bouton et malgré les résultats obtenus on lui adressa de nombreuses critiques. On a dit qu'il présentait de grandes difficultés dans l'application — on l'a accusé de causer des ulcérations de l'intestin, de produire de l'occlusion à son niveau, d'amener de la gangrène — on a insisté sur la difficulté d'élimination, etc.

Il est incontestable que toutes ces objections sont parfois manifestement exagérées et qu'il est souvent facile d'éviter ces inconvénients. Nous y reviendrons du reste au sujet du bouton de M. Jaboulay.

Toutefois, appréciée par nombre de chirurgiens, la méthode de Murphy fut vite adoptée et se substitua rapidement aux plaques de Senn et à leurs dérivés.

On la modifia néanmoins dans ses détails et dans la construction de l'appareil du chirurgien de Chicago.

M. Destot, en 1894, dans les *Archives provinciales de chirurgie* donna la description d'un bouton qui supprimait la suture en bourse. Mais, en somme, ce nouveau modèle est un bouton de Murphy ayant pour principe celui de l'appareil de Bonnier.

Le bouton de Villard se compose également d'une pièce mâle et d'une pièce femelle. La bague avec ressort de l'appareil de Murphy est supprimée. La pièce femelle porte un pas de vis à l'intérieur de son cylindre central pour s'articuler à la partie mâle qui, elle, a quatre languettes à ressorts avec griffes, celles-ci entrant dans le pas de vis de la précédente. Le cylindre externe est percé de quatre trous ovalaires destinés, dit Terrier, à laisser passer les matières.

A la même époque, un certain nombre de fabricants d'instruments de chirurgie ont imaginé aussi des modifications de l'appareil de Murphy. Signalons celles de Mathieu, de Windler (Berlin), de Dräll (Heidelberg).

Le bouton imaginé par Chaput ne ressemble en rien aux boutons précédents. Avec lui nous revenons aux appareils de support simples. C'est une gouttière elliptique, dont la face concave (la gouttière) regarde en dehors et dont les bords présentent quatre incisions. Il y a cinq modèles de tailles diverses. L'application en est simple : pour l'anastomose latérale, après incision des viscères, on rapproche les bords postérieurs des deux ouvertures et on les réunit par un surjet ; on applique ensuite le bouton, de champ, de façon que le bourrelet postérieur ainsi formé vienne occuper la moitié de la gouttière et on l'y maintient en nouant les deux bouts du surjet sur l'autre moitié de celle-ci, sa gorge antérieure ; puis on passe un deuxième fil derrière le bouton et on se sert de ses deux chefs pour pratiquer un surjet antérieur qui complète l'anastomose.

D'après Chaput les avantages de ce bouton sur celui de Murphy sont que l'opération est plus rapide ; — que le gros bouton a une circonférence plus petite que le plus petit bouton de Murphy et un orifice plus grand que le plus gros bouton de Murphy ; — que le bouton ne sphacèle pas l'intestin ; — qu'il peut toujours être appliqué quelle que soit l'épaisseur des parois viscérales ; — qu'il peut être desserré facilement avec le pavillon d'une sonde cannelée.

Le bouton de Garbarini, comme celui de Murphy, se compose également d'une partie mâle et d'une partie femelle ; mais une fois introduites l'une dans l'autre, les deux parties peuvent, au besoin, grâce à une disposition particulière du pas de vis intérieur de la pièce femelle, facilement se désunir.

Avec le bouton de Juvara, au lieu de pratiquer une suture en bourse, on se contente de faire une ligature serrant la partie du viscère, qui encapuchonne le bouton, contre le cylindre central, qui présente un bourrelet destiné à le recevoir.

Abandonnés pour un temps, surtout en Angleterre, les boutons métalliques sont remplacés par des appareils résorbables ou décomposables. C'est ainsi que Bailey, Allingham, Hayes décrivent successivement des procédés de suture intestinale sur tube en os décalcifié, bobine, cylindre de même nature.

En Amérique, Byron Robinson, après avoir rappelé les procédés mécaniques utilisés en chirurgie intestinale, les plaques de Senn, les cartilages de Stamm, les nattes de catgut, les anneaux d'Abbe, de Matas, de Brokow, le bouton de Murphy, etc., préconise l'emploi de plaques en caoutchouc.

En France, Dubourg (de Bordeaux) dans la gastro-entérostomie fait usage d'un tube en caoutchouc.

En Allemagne, Landerer taille dans des pommes de terre des boutons anastomotiques qui offrent une grande ressemblance avec les cylindres de Neuber.

Garampazzi fait construire un bouton de Murphy dont les cylindres externes de la partie mâle et de la partie femelle sont en substances résorbables.

Boari se sert d'un bouton de Murphy complètement en os décalcifié et par conséquent entièrement soluble. Etc., etc.

Enfin signalons, à titre simplement documentaire, les appareils d'approximation récents de :

Kuzmik (anneaux en carotte, tubes en corne) ;

Souligoux (tubes en sucre et gomme adragante) ;

Wackerhagen (cylindres en pâte de farine) ;

Pour en venir à une nouvelle modification du bouton de Murphy, imaginée par M. Jaboulay.

CHAPITRE IV

LE BOUTON DE M. JABOULAY

Description. — Le bouton anastomotique de M. Jaboulay se compose de deux pièces : une pièce mâle et une pièce femelle.

Pièce mâle. — Elle est formée de deux cylindres concentriques ; le cylindre externe a 22 millimètres de diamètre et une hauteur de 8 millimètres ; le cylindre interne a un diamètre de 12 millimètres et une hauteur de 15 millimètres. Ces deux cylindres sont unis par la base, ainsi qu'on le voit en *c* sur la figure III ; le cylindre interne dépasse donc en hauteur le cylindre externe de 7 millimètres.

Ce cylindre externe est perforé de quatre ouvertures ovalaires qui sont vraisemblablement destinées à alléger le poids de la pièce et non comme l'indiquent Terrier et Baudoin, dans leur ouvrage sur *la Suture intestinale*, à propos du bouton de Villard, à laisser passer les matières. Il présente aussi une fente sur laquelle nous allons insister.

Le cylindre interne, outre qu'il présente la particularité de cette dernière fente spéciale, a les trois quarts de la surface divisés en trois languettes formant ressort et ayant à leur extrémité des griffes destinées à entrer et à maintenir la pièce mâle dans la pièce femelle. La figure I en montre bien la disposition.

Entre deux des ouvertures ovalaires, le cylindre externe est divisé dans toute sa hauteur par une fente de 4 millimètres de largeur, dont la direction est légèrement oblique sur l'axe du cylindre (*oo'cg*, fig. II).

Le cylindre interne est également divisé de bas en haut par une fente de 4 millimètres de largeur sur 11 de hauteur. A cette hauteur du cylindre central, en *d*, cette fente, qui était presque verticale, devient horizontale tout en conservant la même largeur et occupe un tiers de la circonférence du cylindre interne.

Les deux parties verticales de ces deux fentes sont continues à la partie inférieure du bouton (fig. II).

Un peu au-dessus de la partie horizontale de la fente du cylindre interne existe une griffe *hh* (fig. III) correspondant aux griffes des languettes et qui, comme ces dernières, sera destinée à entrer et à maintenir la pièce mâle dans la pièce femelle.

Enfin une lame *ll* (fig. II) se détache du rebord supérieur du cylindre externe, lame élastique qui passe au-dessus de l'encoche *oo'* et qui, une fois appliquée exactement sur la fente, sera destinée à faire du rebord supérieur interrompu du cylindre externe une ligne continue.

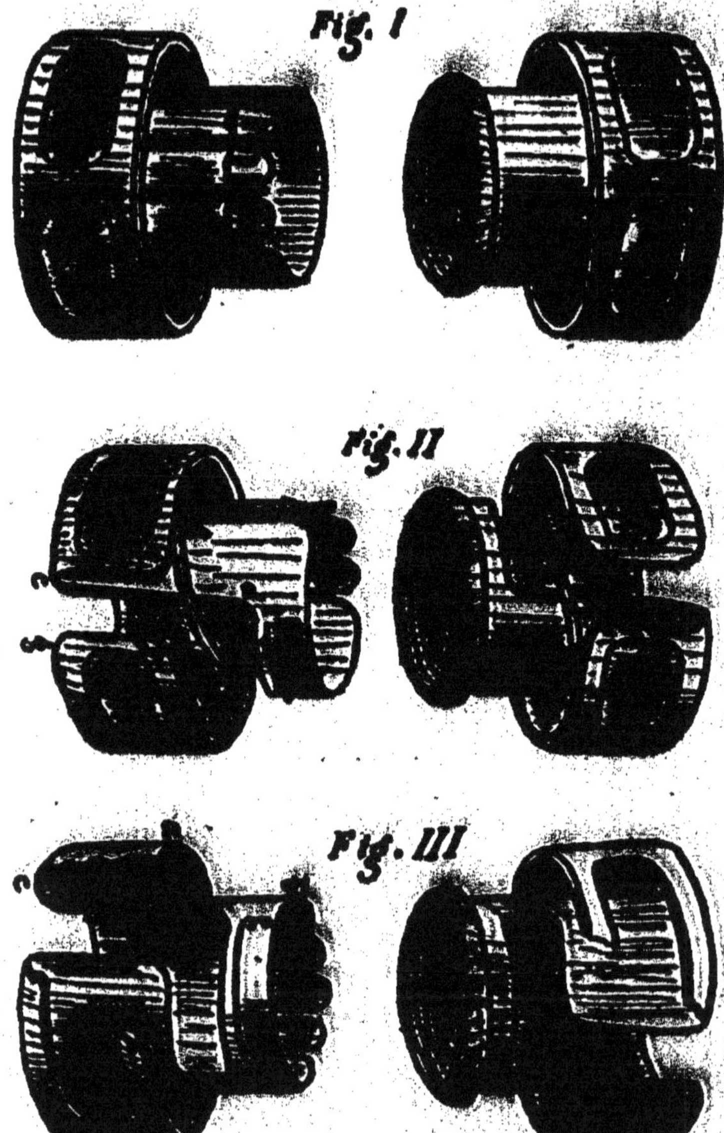
Fig. I
Fig. II
Fig. III

Pièce femelle. — Elle est identique à la précédente sauf que :

1° le cylindre interne n'a que 13 millimètres de hauteur au lieu de 15 ;

2° Elle ne comporte pas de languette comme la partie mâle et présente un bourrelet à la partie supérieure ;

3° La surface interne du cylindre central contient un pas de vis dans lequel pourront s'engrener les griffes *hh* et celles des languettes du cylindre central de la pièce mâle.

Technique de l'entéro-anastomose (avec le bouton de M. Jaboulay). — Après laparotomie, tirer en dehors tout le segment correspondant de l'intestin ou, du moins, si la tumeur ne se laisse pas déplacer, les deux anses supérieure et inférieure qu'on doit rejoindre. Si on a affaire à un néoplasme iléo-cæcal, il faudra anastomoser au cæcum ou à la partie supérieure du côlon ascendant la dernière anse de l'iléon. Si le cancer occupe la continuité de l'intestin grêle, l'anastomose portera sur deux anses grêles. S'il siège sur le gros intestin, si, par exemple, c'est l'angle hépatique du côlon qui est envahi par la tumeur, on réunira le côlon ascendant au transverse ; si c'est l'angle splénique, le côlon transverse au côlon descendant, on ira même jusqu'à rapprocher et réunir l'S iliaque au segment le plus élevé du rectum, etc.

Sur chacune des portions du viscère mise sous les yeux de l'opérateur, voir à quelle hauteur, à quelle distance du néoplasme on doit faire l'abouchement, de façon qu'elles s'accolent aisément l'une à l'autre, sans traction, sans coudure pouvant être dangereuse dans la suite.

Protéger avec des compresses les portions éviscérées.

Jusque-là l'opération ne diffère en rien de celle pratiquée avec le bouton de Murphy ou d'autres.

Au niveau de la portion viscérale auquel on s'est décidé à intervenir, saisir celle-ci entre le pouce et l'index en serrant un peu l'un contre l'autre ces deux doigts; cette manœuvre a un double but : faire saillir la partie qu'on va ponctionner et installer comme une manière de barrage empêchant la sortie brusque et abondante des matières.

Pratiquer la ponction du viscère. On est averti qu'on a pénétré dans la lumière de l'organe et qu'on a par conséquent dépassé sa muqueuse par l'issue d'une petite quantité de matières et par la reconnaissance de cette muqueuse. Elle est facile en général pour un opérateur habitué à ce genre de chirurgie; mais elle est aussi très importante. On comprend pourquoi : qu'on n'aie pas pénétré en effet dans la lumière du viscère, que le couteau se soit arrêté à une des tuniques quelconques qui recouvrent la muqueuse, le bouton, plus tard, sera introduit entre les tuniques viscérales; la muqueuse refoulée en avant recouvrira le cylindre externe dans toute son étendue; le cours des matières ne se fera plus; il y aura obstruction.

Agrandir la ponction en pratiquant une ouverture d'une longueur de 1 centimètre environ. Avoir soin qu'elle ait bien cette dimension: en effet, — trop grande, le bouton une fois introduit, les lèvres de la plaie ne viendraient pas s'appliquer ou s'appliqueraient mal sur le cylindre interne, ce qui nécessiterait ultérieurement quelques points de suture; — trop petite, l'opérateur serait obligé de faire un certain effort pour faire pénétrer par sa fente le bouton, effort qui pourrait entraîner un élargissement de l'ouverture primitive et ramènerait ainsi à l'inconvénient précédent.

Faire saillir la muqueuse de façon qu'elle se retourne légèrement en dehors et montre sa face interne.

Puis chacun des deux demi-boutons ayant été préalablement monté sur une pince, présenter à l'orifice pratiqué au viscère la fente de l'appareil, de champ.

Faire pénétrer la pièce dans le viscère et à mesure qu'elle s'y engage, lui imprimer un mouvement de rotation.

Lorsque la lèvre du viscère a atteint la partie la plus extrême de la fente horizontale creusée dans le cylindre central, changer la direction de l'appareil, le redresser, de façon que, de parallèle qu'il était jusqu'ici, il devienne perpendiculaire aux parois.

Continuer le mouvement de torsion. Cette deuxième partie de la pénétration peut être moins facile que la première. Néanmoins la plupart du temps, grâce à l'élasticité des tuniques viscérales, le bouton « ne demande qu'à entrer » et il n'est pas besoin, pour ce faire, d'un grand effort.

Ainsi donc, le cylindre externe est dans le viscère. Les deux lèvres de l'ouverture pratiquée à ce dernier ont atteint le cylindre central. Et, puisque cette ouverture a un diamètre plus petit que le cylindre lui-même, les lèvres qui la constituent l'enserrent avec force.

Point n'est donc besoin de suture de contention.

La manœuvre est la même avec l'autre demi-bouton. Une fois placés, saisir les deux demi-boutons à travers la paroi viscérale en les tenant très exactement dans l'axe de l'intestin; les rapprocher; les faire pénétrer l'un dans l'autre et emboiter à fond. Ce dernier temps est malaisé quand on a mal présenté les deux pièces c'est-à-dire qu'elles ne sont pas perpendiculaires l'une à l'autre et aussi lorsqu'on a affaire à des parois épaisses, en mauvais état, et que perdant de ce fait de leur élasticité, l'ouverture à elles pratiquée vient à s'agrandir et ses lèvres ne s'appliquent plus exactement sur le cylindre central de l'appareil. On est alors obligé de pratiquer ensuite par-dessus un surjet séro-séreux.

Avantages du bouton de M. Jaboulay. — Ce manuel opératoire, en apparence compliqué, est simple et ne demande pas plus d'une minute et demie à deux minutes.

C'est là le premier avantage du bouton de M. Jaboulay sur les autres procédés d'approximation. Nous avons vu en effet qu'il fallait de dix à quinze minutes pour une entéro-anastomose avec les plaques de Senn; qu'avec le bouton de Murphy la même opération n'était guère moins longue. On gagne donc du temps par l'emploi du nouveau bouton et cela n'est pas seulement utile, comme le dit Marwedel, mais important. Car il est incontestable que plus l'opération est vite faite, moins on a de danger de choc (1re conclusion de Murphy).

En outre, avec le bouton de M. Jaboulay, point n'est besoin de suture pour le maintenir en place; le diamètre de l'ouverture par laquelle il a pénétré dans le viscère est plus petit que celui de son cylindre central et par conséquent les lèvres de celle-là viennent s'appliquer sur celui-ci et l'enserrent avec force. Les manipulations sont par conséquent réduites au minimum. Et nous savons que moins on manipule l'intestin, moins il est exposé, et moins le danger d'infection, de paralysie post-opératoire et d'adhérences existe (2e conclusion de Murphy).

Il arrive bien quelquefois, pour des raisons indiquées dans la technique opératoire, qu'on est obligé de faire des points de suture par-dessus et autour du bouton mis en place, mais c'est une manœuvre à laquelle on n'a pas à recourir souvent; c'est un accident, encore est-il rare.

Enfin les ouvertures pratiquées au viscère, au niveau de l'anastomose ultérieure, consistent en de simples ponctions : d'où encore choc moins intense, danger d'infection moins grand.

Rappelons les autres conclusions de Murphy qui restent vraies pour le bouton de M. Jaboulay, en partie du moins.

Elles sont les suivantes :

— Plus la pression de l'approximation est uniforme et continue, plus les adhérences sont assurées et moins on est exposé à l'infiltration.

— Une ligne d'approximation est aussi bonne qu'un demi-pouce.

— Les moyens mécaniques ont donné de meilleurs résultats que la suture. Ajoutons même que l'emploi des boutons est tout à fait indiqué lorsqu'on a affaire à des parois viscérales amincies — comme cela a été le cas dans l'observation de M. le Dr Goullioud — sur lesquelles des points de suture ne tiendraient pas.

— Plus parfaite est la juxtaposition des diverses couches, moins il y a d'interposition de tissu fibreux et plus est complète la régénération selon la ligne d'union.

— Plus l'approximation en surface est étendue, plus large est le dépôt fibreux, plus grande est la contraction.

— La juxtaposition de couches histologiques semblables de la paroi intestinale est une assurance contre la rétraction cicatricielle.

— La dernière conclusion de Murphy, à savoir que la mortalité dans l'approximation bout à bout est bien moindre que dans l'apposition latérale et qu'on doit toujours lui donner la préférence, n'est peut-être pas tout à fait exacte. — Ne serait-ce que ce seul avantage que, dans l'entérorraphie latérale, les parties des viscères à anastomoser sont dans d'excellentes conditions de nutrition favorable grâce à l'intégrité complète de leur mésentère, tandis que, dans l'entérorraphie circulaire, chacun des bouts est exposé à se nécroser par ischémie, on doit préférer l'apposition latérale.

Ses inconvénients. — Nous avons vu les critiques adressées au bouton de Murphy. Celui de M. Jaboulay les mérite-t-il ?

En ce qui concerne la difficulté de l'application du Murphy, à laquelle on fait d'ailleurs face en surveillant la suture en bourse, en évitant la saillie de la muqueuse, cette objection n'a plus de portée pour le bouton nouveau puisque la suture est supprimée. Tout au plus doit-on avoir l'attention attirée sur la muqueuse qu'il faut avoir soin de bien reconnaître avant l'introduction du bouton.

Quant à la gangrène et à l'ulcération que le Murphy peut produire à son niveau, il faut en accuser la plupart du temps la méthode employée : l'entérorraphie circulaire dans laquelle le mésentère n'est pas ménagé ou peut l'être difficilement. Avec le bouton de M. Jaboulay construit pour l'entérorraphie latérale, les portions des viscères à anastomoser sont dans des conditions parfaites de bonne nutrition, la nécrose ne peut pas se produire.

Comme le bouton de Murphy, celui de M. Jaboulay peut être oblitéré par des corps étrangers ou par des fèces durcies.

Il ne faut pas nier non plus sa difficulté d'élimination et la possibilité de rétrécissement ultérieur à son niveau.

A ce propos M. Jaboulay a fait paraître dans le

Lyon médical du 28 avril dernier un article intitulé : « Rétrécissement et oblitération des orifices de communication après les anastomoses viscérales » dans lequel il rapporte des observations personnelles de pareils cas. « A l'autopsie, dit-il, deux gastro-entérostomisés, l'un depuis six mois, l'autre depuis un an, avaient un orifice de communication stomaco-jéjunale qui n'admettait qu'un porte-plume. Les deux opérations avaient été pratiquées avec le bouton de Villard. De même une cholécystogastrotomie avec le nouveau bouton n'offrait plus quatre mois après qu'un orifice rétréci ayant de 6 à 7 millimètres. Bien plus, ajoute-t-il, j'ai eu à refaire une gastro entérostomie postérieure exactement à un an d'intervalle sur une malade atteinte de sténose pylorique, chez qui les vomissements et l'amaigrissement étaient revenus après quelques mois de bonne période post-opératoire ; à la seconde opération je n'ai plus retrouvé l'anastomose que j'avais établie au bouton de Murphy ; l'anse jéjunale était séparée de la face postérieure de l'estomac, elle était simplement maintenue par des adhérences dans l'épaisseur du mésocôlon transverse qui avait été traversé par elle pour la première anastomose ; quant à l'orifice de communication entre l'estomac et l'intestin grêle, il s'était fermé, il avait disparu. »

Des faits semblables ont été observés par Keen et Abbe. Toutefois on ne doit pas incriminer le bouton et le considérer comme inférieur à la suture, car celle-ci n'est pas exempte de semblables inconvénients. « J'ai eu à observer, dit M. Jaboulay, le rétrécissement de moitié d'un orifice intestino-intestinal, deux mois après la résection d'une anse herniée gangrenée. »

Conservant donc le bouton pour faire les anastomoses viscérales, puisque c'est encore le moyen le plus simple et le plus rapide, on préviendra les accidents, selon M. Jaboulay, en se servant d'un appareil des plus grosses dimensions possibles, et mieux, en laissant en place, dans l'ouverture, un corps étranger, par exemple le bouton anastomotique lui-même. « La chose, dit-il, n'est pas impossible à réaliser : des fils de soie pourraient attacher les deux pièces aux tuniques viscérales en dehors de la zone écrasée par elles, ils seraient maintenus enfouis eux-mêmes par une suture circulaire surajoutée. »

Pour cela faire, ce serait une modification insignifiante à apporter dans la construction du bouton nouveau qui resterait, jusqu'alors, le bouton anastomotique de choix.

OBSERVATIONS

OBSERVATION (résumée)

Due à l'obligeance de M. le Dr Gouilloud
(Société de médecine, 1er avril 1901)

J... Emmanuel, quarante-huit ans, garçon d'hôtel, entré à l'hôpital Saint-Joseph le 10 décembre 1900, présente tous les signes d'un néoplasme intestinal.

Le 2 janvier 1901, cédant aux sollicitations du malade, M. le Dr Gouilloud se décide à l'opérer, bien qu'il n'y ait pas de symptômes de sténose intestinale et que l'état du malade ne puisse pas faire penser à une exérèse ; mais les douleurs sont violentes, deux ou trois heures surtout après le repas.

Incisions sus et sous-ombilicales. On trouve une grosse tumeur sur le côlon ascendant du volume d'une orange moyenne. Une anse grêle est adhérente par des adhérences filamenteuses un peu longues, qu'on peut détacher.

On reconnaît alors que la tumeur est sur l'extrémité inférieure du côlon ascendant, c'est-à-dire sur le cæcum, mais à 2 ou 4 centimètres de l'appendice iléo-cæcal.

Anastomose du côlon avec l'intestin grêle (du côté du côlon à 10 à 15 centimètres de la tumeur et du côté de l'intestin grêle à 20 centimètres environ) avec le bouton de M. Jaboulay qui remplit presque la lumière de l'intestin. *Pas de difficulté.* Le gros intestin est tellement aminci que le bouton ne semble plus recouvert que d'une membrane des plus minces, translucide.

La tumeur qui est mobile est enlevée.

Durée totale de l'opération : dix minutes.

Suites : diarrhée, qui persiste après le départ du malade, le 2 avril 1901, malgré le régime sec, le régime lacté, l'essai persévérant du bismuth, du tannigène, du benzonaphtol.

Néanmoins, amélioration sensible ; plus de douleurs ; sans récidive, probablement du moins ; bonne cicatrisation.

Le bouton n'a jamais été retrouvé dans les selles.

G... Salle Saint-Philippe. Néoplasme estomac, opéré le 9 juin 1900. Gastro-entéro-anastomose postérieure.

P... Salle Saint-Louis. Néoplasme estomac, opéré le 18 juillet 1900. Gastrotomie.

T... Salle Saint-Louis. Néoplasme estomac, opéré le 27 juillet 1900. Gastro-entéro-anastomose antérieure.

C... Salle Saint-Paul. Néoplasme pylore, opéré le 4 août 1900. Gastro-entéro-anastomose postérieure.

C... Salle Saint-Paul. Opéré le 9 août 1900. Gastro-entéro-anastomose.

R... Salle Saint-Paul. Rétrécissement du pylore, opéré le 16 août 1900. Gastro-entéro-anastomose postérieure.

C... Salle Saint-Paul. Néoplasme estomac, opéré le 23 août 1900. Gastro-entéro-anastomose transmésocolique.

R... Salle Saint-Louis. Néoplasme pylore, opéré le 30 août 1900. Gastro-entéro-anastomose transmésocolique.

T... Salle Saint-Paul. Néoplasme de la tête du pancréas, opéré le 30 août 1900. Cholécystogastrotomie.

J... Salle Saint-Paul, Néoplasme pylore, opéré le 7 septembre 1900. Gastro-entéro-anastomose.

B... Salle Saint-Louis. Néoplasme pylore, opéré le 8 septembre 1900. Gastro-entéro-anastomose.

M... Salle Saint-Louis. Néoplasme estomac, opéré le 18 septembre 1900. Gastro-entéro-anastomose.

C... Salle Saint-Paul. Néoplasme pylore, opéré le 28 septembre 1900. Gastro-entéro-anastomose.

B... Salle Saint-Paul. Néoplasme pylore, opéré le 10 octobre 1900. Gastro-entéro-anastomose postérieure.

P... Salle Saint-Louis. Rétrécissement du pylore, opéré le 12 octobre 1900. Gastro-entéro-anastomose postérieure.

D... Salle Saint-Paul. Néoplasme pylore, opéré le 17 octobre 1900. Gastro-entéro-anastomose.

G... Salle Saint-Louis. Néoplasme pylore, opéré le 29 octobre 1900. Gastro-entéro-anastomose.

A... Salle Saint-Louis. Néoplasme pylore, opéré le 12 novembre 1900. Gastro-entéro-anastomose.

P... Salle Saint-Jean. Néoplasme pylore, opéré le 25 novembre 1900. Gastro-entéro-anastomose.

C... Salle Saint-Louis, Néoplasme pylore, opéré le 1er décembre 1900. Gastro-entéro-anastomose.

T... Salle Saint-Louis. Néoplasme tête pancréas, opéré le 5 décembre 1900. Cholécysto-gastrotomie.

M... Salle Saint-Paul. Sténose pylore, cancer en virole, opéré le 18 décembre 1900. Gastro-entéro-anastomose.

S... Salle Saint-Jean. Néoplasme pylore, opéré le 26 décembre 1900. Gastro-entéro-anastomose.

L... Salle Saint-Paul. Néoplasme pylore, généralisation au foie, opéré le 12 janvier 1901. Gastro-entéro-anastomose.

P... Salle Saint-Louis. Cancer en virole du commencement de l'S iliaque, opéré le 15 janvier 1901. Anastomose entre le bout supérieur distendu et le bout inférieure ratatiné de l'intestin.

G... Salle Saint-Louis. Néoplasme pylore, ganglions mésentériques, opéré le 16 janvier 1901. Gastro-entéro-anastomose.

Ch... Salle Saint-Louis. Néoplasme petite courbure estomac, opéré le 28 janvier 1901. Gastro-entéro-anastomose.

P... Salle Saint-Paul. Néoplasme pylore, sténose complète, opéré le 30 janvier 1901. Gastro-entéro-anastomose.

J... Salle Saint-Louis. Néoplasme pylore, opéré le 8 février 1901. Gastro-entéro-anastomose.

G... Salle Saint-Louis. Néoplasme pylore, opéré le 18 février 1901. Gastro-entéro-anastomose.

C... Salle Saint-Louis. Néoplasme pylore, opéré le 21 février 1901. Gastro-entéro-anastomose.

F... Salle Saint-Louis. Néoplasme cæcum, opéré le 26 février 1901. Anastomose du côlon ascendant et de l'intestin grêle.

Ch... Salle Saint-Paul. Néoplasme estomac, opéré le 26 février 1901. Gastro-entéro-anastomose.

R... Salle Saint-Louis. Néoplasme de l'S iliaque, opéré le 5 mars 1901. Isolement de la tumeur par anastomose.

B... Salle Saint-Louis. Néoplasme pylore, opéré le 29 mars 1901. Gastro-entéro-anastomose.

M... Salle Saint-Louis. Néoplasme pylore, opéré le 30 mars 1901. Gastro-entéro-anastomose.

J... Salle Saint-Paul. Néoplasme pylore, opéré le 1er avril 1901. Gastro-entéro-anastomose.

CONCLUSIONS

1° Des nombreux appareils de support, d'approximation dans les sutures intestinales, depuis la simple canule de sureau, jusqu'au bouton de Murphy; — des anneaux de Denans, des plaques de Senn et leurs dérivés, — c'est le bouton anastomotique qui a persisté : celui de Murphy ou ses dérivés.

2° Une heureuse modification apportée à ces derniers par M. le professeur agrégé Jaboulay :

a) Rend toute suture inutile;

b) Réduit les ouvertures faites aux viscères à de simples ponctions.

3° L'entéro-anastomose devient de ce chef une opération :

a) Simple ;

b) Rapide;

c) Moins dangereuse.

BIBLIOGRAPHIE

ABBE. — Complete obstruction of the colon successfully relieved by using Senn's plates; a proposed substitute of catgut rings. *The New-York medical Journal*, 1889.

ALLINGHAM. — A new bobbin for intestinal anastomosis. *Lancet*, London, 1893.

AMAT. — Les appareils à sutures : viroles de Denans, pointes de Bonnier, bouton de Murphy. *Archives de méd. et de pharm. militaires*, Paris, 1893.

ANGELESCO. — Les boutons anastomotiques en chirurgie. *Gazette des hôp.*, Paris, 1896.

BOARI. — Modificazione al bottone anastomotico di Murphy. *Arch. soc. italienne de chir.*, Rome, 1897.

CHAPUT. — Valeur du bouton de Murphy. *Bull. et Mém. Soc. chir.* Paris, 1895.

— Conférence sur l'anastomose cholécysto-intestinale, gastro-intestinale, entéro-intestinale et leur rapprochement sans suture. *Revue de chirurgie*, Paris, 1893.

— Nouveau bouton anastomotique pour opération sur l'intestin. *Bull. et Mém. Soc. chir.*, Paris, 1895; *Méd. moderne*, Paris, 1896; *Gazette des hôp.*, Paris, 1896; *Revue de chirurgie*, Paris, 1896.

DAWBARN. — A vegetable plate; also a new technic in intestinal anastomosis. *Med. Rec.* New-York, 1891.

Denans. — Nouveau procédé pour la guérison des plaies des intestins. *Recueil de la Soc. royale de méd. de Marseille*, rédigé par Roux, 1897.

Destot. — Sur une modification du bouton de Murphy. *Arch. prov. de chir.*, Paris, 1897.

Dubourg. — De l'emploi du tube de caoutchouc dans les anastomoses intestinales. *Bull. et Mém. de la Soc. chir.*, Paris, 1896.

Forgue. — Inconvénients du bouton de Murphy. *Bull. et Mém. Soc. de chir.*, Paris, 1895.

Gorde. — Du bouton de Murphy dans gangrène herniaire. Thèse doct., Montpellier, 1896.

Garampazzi. — Un nuovo bottone (alla Murphy) scomponibile. *La Riforma medica*, Napoli, 1897.

Jaboulay. — *Archives provinciales de chirurgie*, 1900. — *Lyon médical*, 1901.

Juvara. — Un nouveau modèle de bouton anastom. intest. avec une nouvelle technique. *Arch. Soc. méd. de Bucarest.* Paris, 1896.

Marwedel. — Ueber Entero-anastomose nebst experimentellen Beitraegen zur Frage der Murphy'schen Darmknopfes. *Beitrage z. klin. Chir.*, Tübingen. 1895.

Murphy. - Cholecysto-intestinal, gastro-intestinal, entero-intestinal anastomosis and approximation without sutures. *Med. Rec.*, New-York, 1892.

Pla (J.). — De l'entéro-anastomose par le bouton de Murphy, modifié par Villard dans la hernie gangrenée. Thèse de doctorat. Lyon, 1895.

Reclus. — A propos du bouton de Murphy. *Acad. méd.*, 1895.

Roman von Baracz. — *Arch. f. klin. Chir.*, Berlin, 1892.

Sachs. — Modifikation der Darmnaht für die Anastomosenbildung zwischen zwei Darmabschnitten. *Centr. f. Chir.*, Leipzig, 1890.

Senn. — Transact. of IXth Internat. Med. Congress. Washington, 1887.

Tuchefort. — Description et emploi d'un nouveau tube anastomotique dans la chirurgie de l'intestin (tube de Dubourg). Thèse doctorat, Bordeaux, 1897.

Villard. — Recherches expérimentales sur les entérectomies par la méthode de Murphy, *Lyon méd.*, 1894.

— De l'emploi du bouton de Murphy modifié dans les interventions sur le tube digestif. *Gaz. hebdom. de méd.*, Paris, 1895.

LYON

IMPRIMERIE A. STORCK & Cie

8, Rue de la Méditerranée

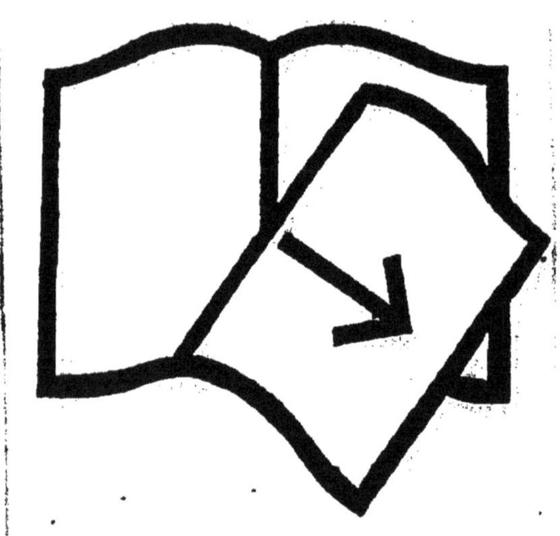

Documents manquants (pages, cahiers...)

NF Z 43-120-13

www.ingramcontent.com/pod-product-compliance
Ingram Content Group UK Ltd.
Pitfield, Milton Keynes, MK11 3LW, UK
UKHW020442230726
13925UKWH00004B/1781